더 짧고 더 쉬운 가로 세로 낱말 퍼즐

표지 이미지   Designed by Freepik

백 세까지 건강한 뇌, 백 문제로 치매 예방

100세 100문

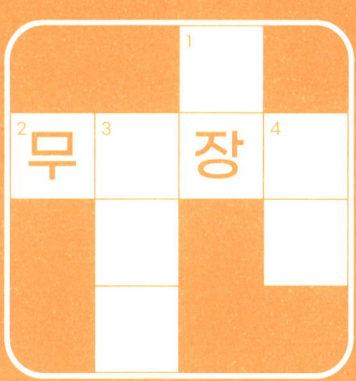

더 짧고 더 쉬운
가로 세로 낱말 퍼즐

WG Contents Group 지음

북핀

추천사

뇌 건강의 중요성은 나이나 시기의 문제가 아닙니다. 한창 왕성한 사회활동을 하는 50대, 60대부터 혹시나 하며 치매를 걱정하는 나이의 어르신까지, 그리고 그분들을 챙기는 가족분들과 지역사회의 관련 종사자분들까지 우리 모두가 관심을 가져야 할 문제입니다.

100세 시대를 넘어 120세 시대까지 준비해야 한다는 말이 나오는 요즘에 가장 중요하게 떠오른 것 또한 뇌 건강입니다. 단순히 오래 사는 것이 아니라 건강하게 살기 위해서는 두뇌 운동을 게을리해서는 안 됩니다. 몸 건강을 위해 여러 가지 영양제를 챙겨 먹고 운동도 하는 것처럼 두뇌를 건강하게 만들기 위한 두뇌 운동을 꼭 해야 하고, 그중에서 가장 좋은 두뇌 운동은 매일 짧은 시간이라도 꾸준하게 뇌를 활성화시키는 것입니다.

<100세 100문 가로 세로 낱말 퍼즐>은 자꾸 잊어버리는 어휘를 퀴즈를 풀면서 떠올리고 적어보는 책입니다. 가로세로 낱말 퍼즐은 전 세계적으로 검증된 뇌의 노화를 막는 활동입니다. 나이가 들면서 우리는 매일 반복적으로 쓰는 어휘만을 사용하면서 자주 쓰는 그 단어조차 잊어버리는 일이 많습니다. 하루 한 장 씩이라도 낱말 퍼즐을 푸는 취미는 뇌의 노화를 막고 젊고 건강한 미래를 대비하는 좋은 습관입니다.

이 책을 통해 우리 사회 모두가 뇌 건강의 중요성을 인식하고 서로서로 챙기고 살피는 계기가 되면 좋겠습니다.

사회복지사 정남희

가로 세로 낱말 퍼즐 푸는 법

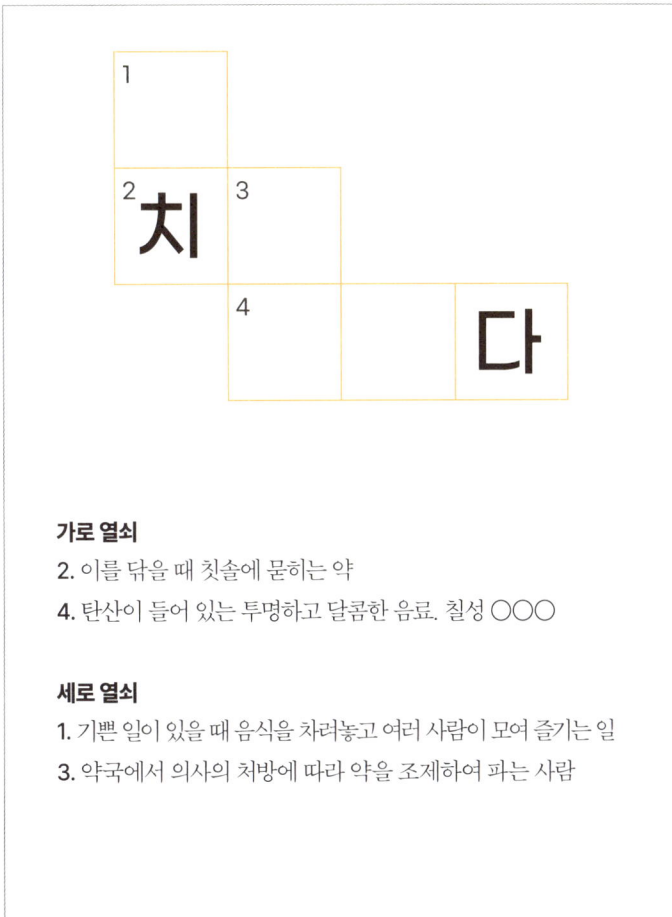

가로 열쇠
2. 이를 닦을 때 칫솔에 묻히는 약
4. 탄산이 들어 있는 투명하고 달콤한 음료. 칠성 ○○○

세로 열쇠
1. 기쁜 일이 있을 때 음식을 차려놓고 여러 사람이 모여 즐기는 일
3. 약국에서 의사의 처방에 따라 약을 조제하여 파는 사람

왼쪽 위부터 해당하는 가로 열쇠 또는 세로 열쇠 번호의 힌트를 보고 차례대로 정답을 채워가면서 문제를 풀어주세요.

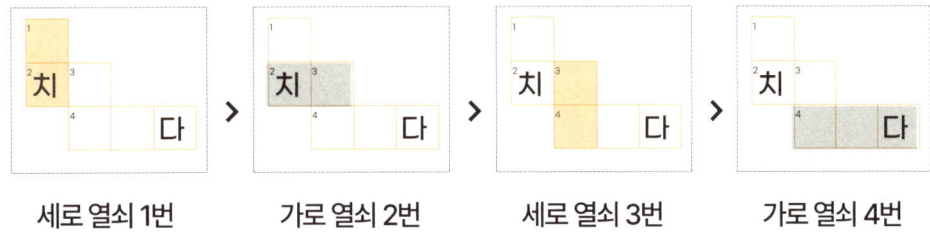

세로 열쇠 1번   가로 열쇠 2번   세로 열쇠 3번   가로 열쇠 4번

1

날짜: 년 월 일 요일　　**이름:**

	1		
² 치	³		
	⁴		다

가로 열쇠

2. 이를 닦을 때 칫솔에 묻히는 약

4. 탄산이 들어 있는 투명하고 달콤한 음료. 칠성 ○○○

세로 열쇠

1. 기쁜 일이 있을 때 음식을 차려놓고 여러 사람이 모여 즐기는 일

3. 약국에서 의사의 처방에 따라 약을 조제하여 파는 사람

2

날짜: 년   월   일   요일   이름:

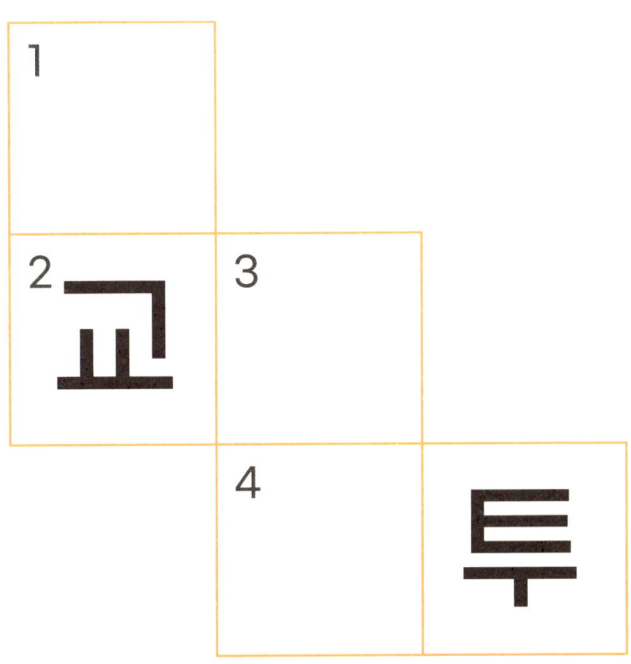

가로 열쇠

2. 학교에서 학생들이 입도록 정한 옷

4. 두 사람이 양손에 글러브를 끼고 상대편을 쳐서 승부를 겨루는 경기

세로 열쇠

1. 부처의 가르침을 따르는 종교

3. 추첨을 하여 당첨되면 상금을 받게 되는 표

3

날짜: 년   월   일   요일   이름:

	1환	2	
	3	4걸	

가로 열쇠
1. 나이 예순한 살을 이르는 말. ○○잔치
3. 옷을 걸어 두도록 만든 물건

세로 열쇠
2. 적의 창검이나 화살을 막기 위하여 입던 옷
4. 더러운 곳을 닦거나 훔쳐 내는 데 쓰는 헝겊

날짜:　　　　년　월　일　요일　　　이름:

	1		
2		하	4
³낟			

가로 열쇠

2. 빗물이 스며들어 고인, 땅속에 있는 물

3. 여럿 가운데 따로따로인 한 개 한 개

세로 열쇠

1. 비가 멎은 뒤 해의 반대편에서 나타나는 일곱 색깔의 띠

4. 국내의 상품이나 기술을 외국으로 팔아 내보내는 것. '수입'의 반대말

5

날짜: 년 월 일 요일   이름:

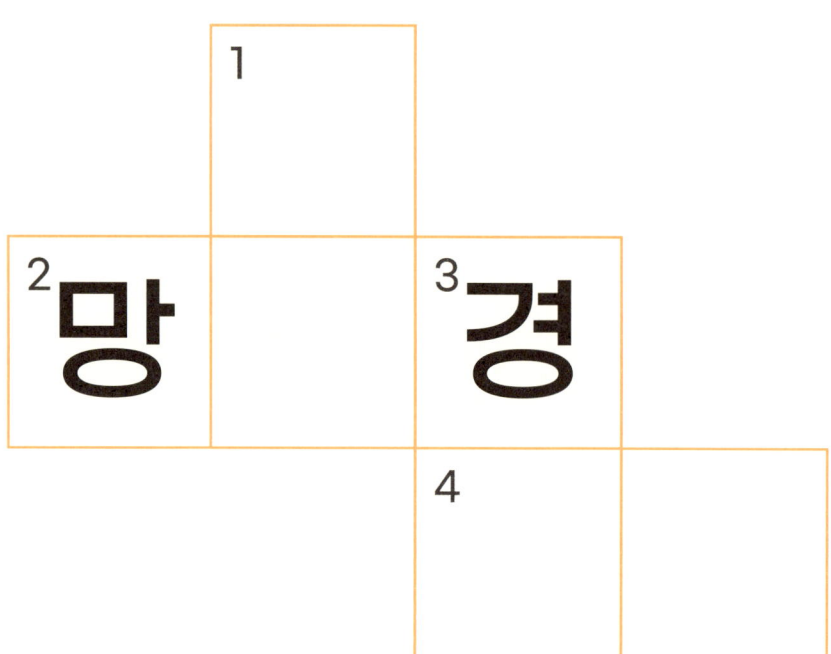

가로 열쇠

2. 멀리 있는 물체를 크게 볼 수 있도록 만든 장치
4. 환자가 통증을 느끼지 않도록 일시적으로 감각을 없애는 것

세로 열쇠

1. 집에서 병원으로 치료를 받으러 다니는 것
3. 기수가 말을 타고 일정한 거리를 달려 빠르기를 겨루는 경기

6

날짜:　　　년　월　일　요일　　이름:

	1	2걸	
3			
4포			

가로 열쇠

1. 쌀로 빚어서 만든 우리나라 고유의 술
4. 수레에 포장을 치고 간단한 음식이나 술을 파는 음식점

세로 열쇠

2. 어린아이가 걸음을 익힐 때 발을 떼어 놓는 걸음걸이
3. 화약의 힘으로 포탄을 멀리 내쏘는 무기

7

날짜: 년 월 일 요일   이름:

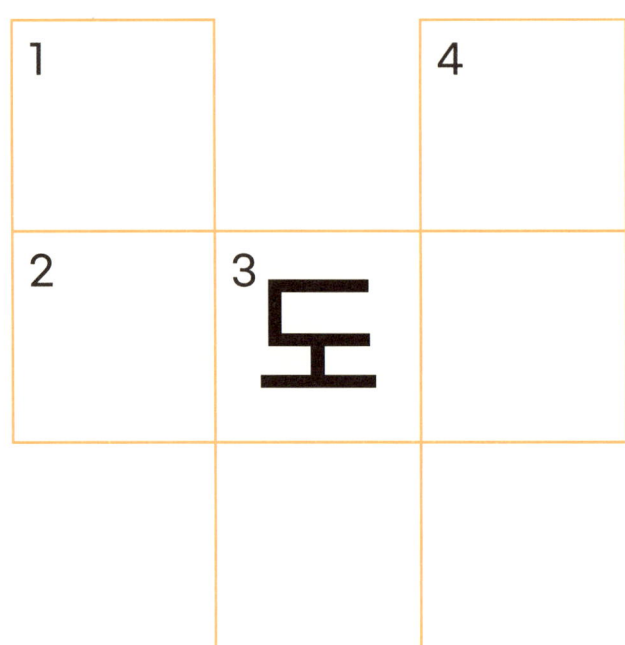

가로 열쇠

2. 자질구레한 물건을 훔치는 도둑

세로 열쇠

1. 균이 발가락 사이에 침입하여 생기는 전염 피부병
3. 나무를 찍거나 장작을 패는 데 쓰는 연장
4. 바둑판 위에, 흰 돌과 검은 돌을 번갈아 놓아 만든 집의 크기로 승부를 겨루는 놀이

8

날짜:　　　　년　월　일　요일　　　이름:

	³윷	
¹검	⁴	
²		

가로 열쇠

2. ○○○도 밟으면 꿈틀한다
4. <흥부전>에 나오는 마음씨가 나쁘고 심술궂은 주인공

세로 열쇠

1. 다섯 손가락 가운데 둘째 손가락
3. 편을 갈라 윷으로 승부를 겨루는 놀이

9

날짜:　　년　월　일　요일　　이름:

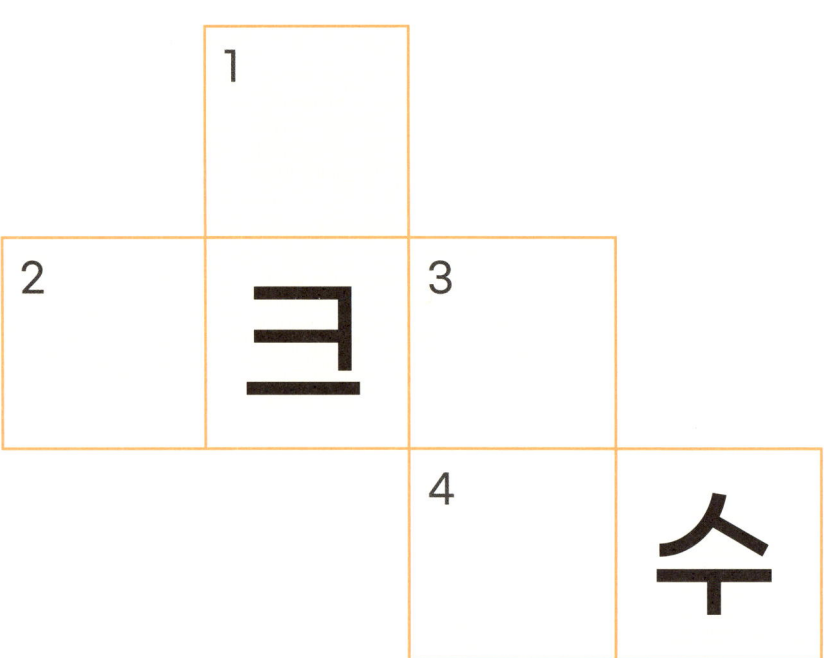

가로 열쇠

2. 잉크가 들어 있는 병
4. ○○는 외나무다리에서 만난다

세로 열쇠

1. 방에 들어가기 전에 가볍게 문을 두드리는 것
3. 아픈 사람을 진찰, 치료하는 곳

날짜:　　　년　월　일　요일　　　이름:

	1		2줄
	3점		

가로 열쇠

1. 산 입에 ○○○ 치랴
3. 점 또는 짧은 선 토막으로 이루어진 선

세로 열쇠

1. 임진왜란 때 이순신이 만든 거북 모양의 철갑선
2. 로미오와 ○○○

11

날짜: 년 월 일 요일   **이름:**

	¹잠		³
²			박

가로 열쇠

1. 물속을 다니는 전투 함정
2. 신문, 방송 등에 실을 기사를 취재하고 쓰는 사람

세로 열쇠

1. 가을에 많이 보이는 몸이 가늘고 긴 곤충. 고추○○○
3. 굵고 탐스럽게 내리는 눈

날짜: 년   월   일   요일   이름:

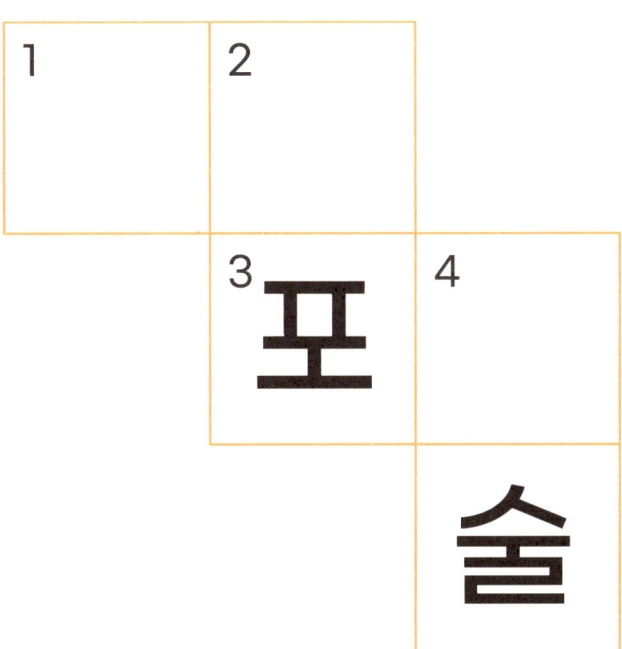

가로 열쇠

1. 젖을 짜기 위하여 기르는 소
3. 칭찬하고 장려하여 상을 줌

세로 열쇠

2. 어떤 물건을 포장하여 보내는 우편
4. 장사하는 재주나 꾀

13

날짜: 　　년　월　일　요일　　이름:

	¹땅	
²	³	
	⁴심	

가로 열쇠

2. 불을 땔 때 연기가 밖으로 빠져나가는 곳

4. 깊은 바다

세로 열쇠

1. 땅속으로 뚫은 굴

3. 굳세게 버티거나 감당하여 내는 힘

날짜: 년 월 일 요일   이름:

가로 열쇠
1. ○○○에도 볕 들 날이 있다
3. 소나 말의 목에 가로 얹는 둥그렇게 구부러진 막대

세로 열쇠
2. 흰색이나 회색으로 뭉쳐 하늘에 떠다니는 것
3. 강아지가 짖는 소리

가로 열쇠

1. 얼굴이 잘생긴 남자
3. 서당 개 삼 년에 ○○을 읊는다

세로 열쇠

2. 남쪽에서 불어오는 바람
4. 베트남을 이르는 말

날짜: 년   월   일   요일   이름:

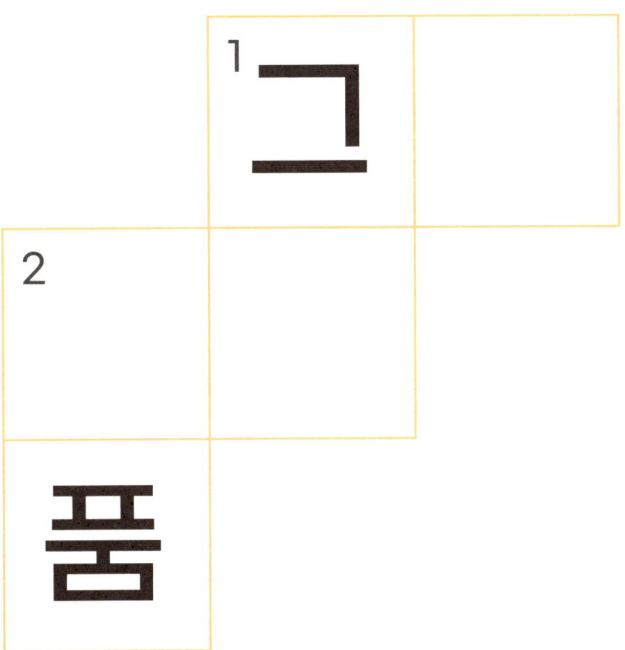

가로 열쇠

1. 물고기를 잡을 때 쓰는 구멍이 나게 얽은 물건
2. 아침부터 저녁까지. 1일

세로 열쇠

1. 나무를 세는 단위
2. 졸리거나 지루할 때 저절로 크게 입을 벌리고 깊은 숨을 쉬는 것

날짜: 년 월 일 요일   이름:

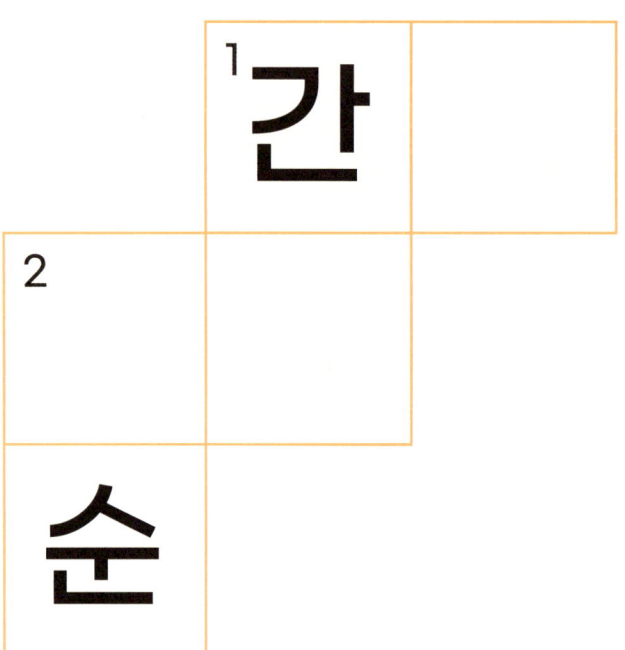

가로 열쇠

1. 교도소나 구치소에서 죄수를 맡아 지키는 사람
2. 분필로 글씨를 쓰게 만든 판

세로 열쇠

1. 가게나 건물의 이름 등을 써 붙인 표지판
2. 일흔 살. ○○잔치

날짜:　　　　년　월　일　요일　　이름:

	1		²네
3	잎		

가로 열쇠

1. 다른 곳에 잠시 머물거나 떠도는 사람
3. 될성부른 나무는 ○○부터 알아본다

세로 열쇠

1. 나무의 잎
2. 사각형

19

날짜: 년 월 일 요일   **이름:**

	¹풍	
²가		³

가로 열쇠

2. ○○○에 옷 젖는 줄 모른다

세로 열쇠

1. 바람이 거세게 불어 큰 물결이 이는 것
2. 오랫동안 계속하여 비가 내리지 않아 메마른 날씨
3. 물에 거품을 내어 몸이나 물건을 깨끗하게 씻는 데 쓰는 것

날짜: 년 월 일 요일   이름:

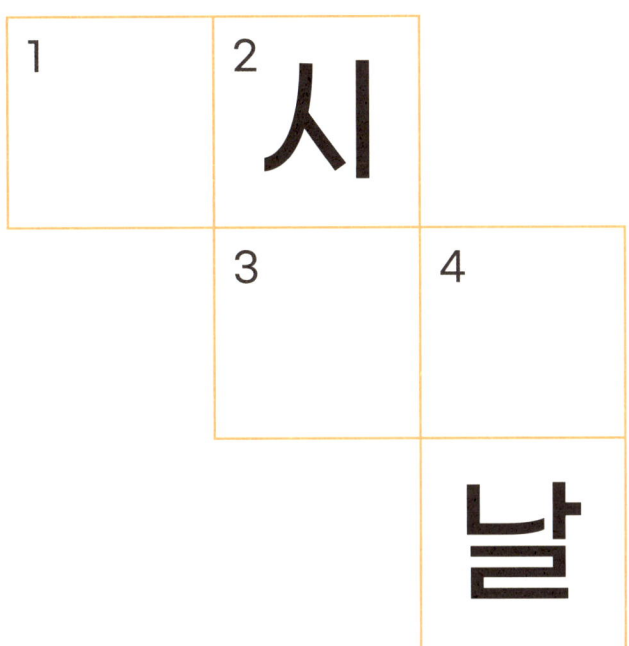

가로 열쇠

1. 낚싯대나 그물을 사용해 물고기를 잡는 일
3. 작가가 상상하거나 경험을 바탕으로 꾸며낸 이야기를 쓴 것

세로 열쇠

2. 긴 널빤지 양쪽 끝에 사람이 타고 서로 오르락내리락하는 놀이 기구
4. 음력 1월 1일, 새해가 시작되는 명절

21

날짜: 년 월 일 요일   **이름:**

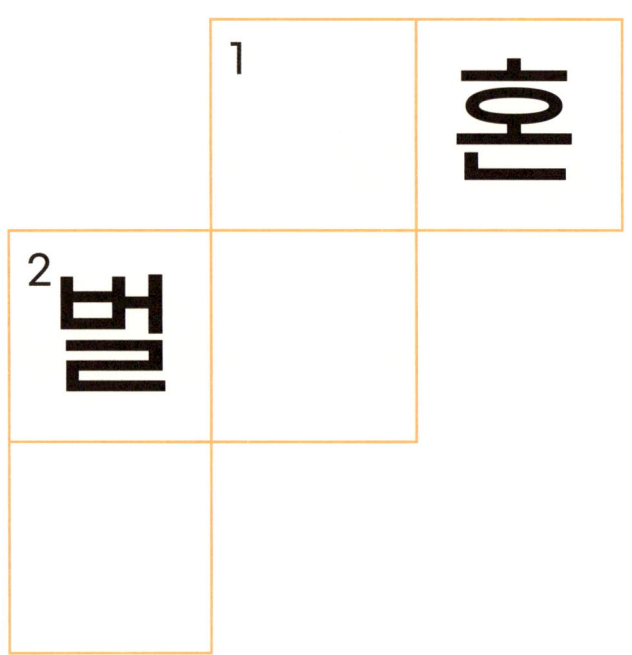

가로 열쇠

1. 해가 지고 어스름해질 때
2. 법이나 규칙을 어겼을 때 내야 하는 돈

세로 열쇠

1. 누런빛의 금. 돈이나 재물을 비유적으로 이르는 말
2. 조상의 묘에 난 잡초를 베어 정리하는 일

날짜:　　　　년　월　일　요일　　　이름:

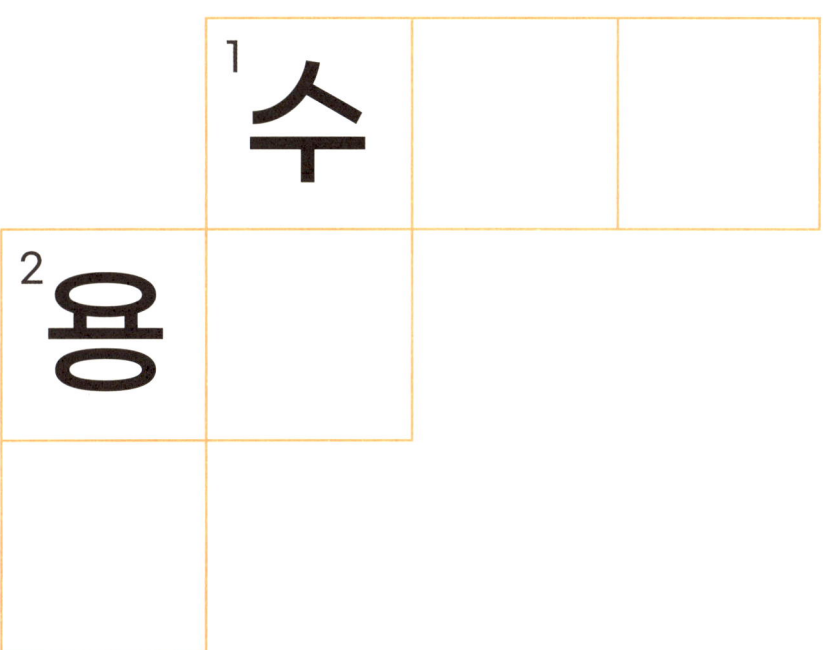

가로 열쇠

1. 잠이 들게 하는 약
2. 꼭 해야 하거나 전하려는 일

세로 열쇠

1. 얼굴이나 몸을 닦을 때 쓰는 천
2. 개인이 자질구레하게 쓰는 돈

23

날짜: 　년　월　일　요일　　이름:

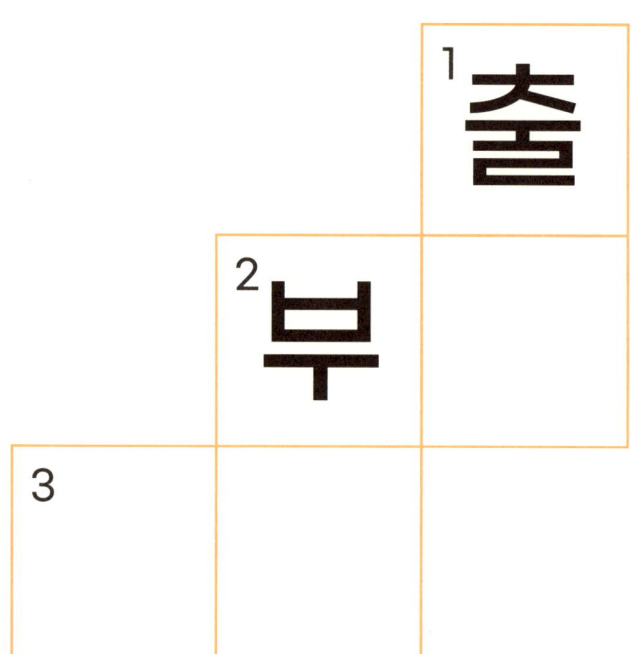

가로 열쇠

2. 해운대, 자갈치시장 등의 관광지가 있는 도시
3. 콩을 갈아 응고시켜 만든 부드럽고 영양가가 많은 음식

세로 열쇠

1. 아기를 낳는 것
2. 결혼한 남편과 아내

24

날짜:　　　　　년　월　일　요일　　　이름:

¹뒷		²	
	³지	⁴	

가로 열쇠

1. ○○○에 쥐 잡는 격이다
3. 땅속이나 땅 밑 공간

세로 열쇠

2. 햇빛이 잘 들지 않는 그늘진 곳. '양지'의 반대말
4. 심장을 뜻하거나, 사랑을 나타내는 ♥ 모양

25

날짜: 년 월 일 요일   **이름:**

		1	멍
2			
3 소			

가로 열쇠
1. 하늘이 무너져도 솟아날 ○○이 있다
2. 불을 끌 수 있는 장비를 갖추고 있는 특수한 자동차

세로 열쇠
1. 위급한 환자를 신속하게 병원으로 실어 나르는 자동차
2. 조금만 다쳐도 생명에 지장을 주는 몸의 중요한 부분

	¹기		
²			
	³귀		

가로 열쇠

1. 학교나 회사 등에 딸려 있어 싼값으로 숙식을 제공하는 시설
2. 가장 낮음. '최고'의 반대말
3. 다른 일을 하던 사람이 농사를 지으려고 농촌으로 돌아감

세로 열쇠

1. 아기의 대소변을 받아 내기 위해 다리 사이에 채우는 것

27

날짜: 년 월 일 요일   **이름:**

	¹앙	
²	³	
	⁴사	

가로 열쇠

2. 운동 경기에서, 규칙의 알맞음 여부나 승부를 판정하는 사람
4. 딸의 남편

세로 열쇠

1. 원한을 품고 앙갚음하려고 벼르는 마음
3. 법원에서 판결을 하는 사람

날짜:　　　　　년　월　일　요일　　　이름:

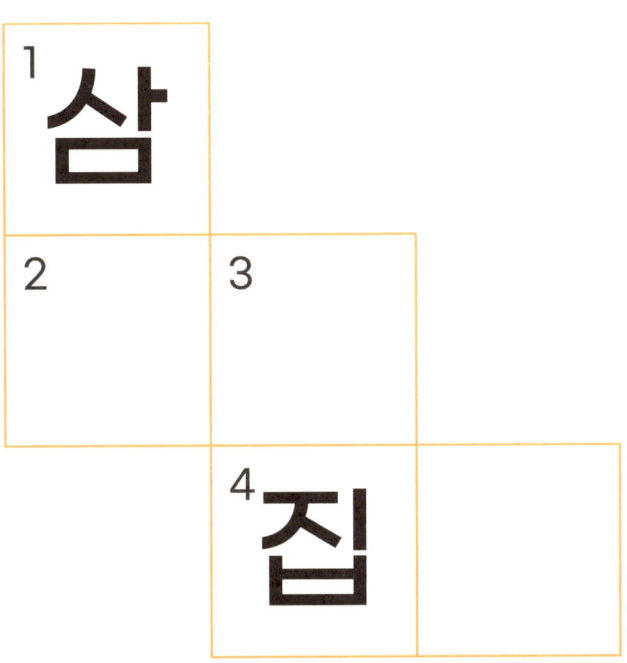

가로 열쇠

2. 머리에 베고 자는 것
4. 주인 가까이 있으면서 그 집 일을 맡아보는 사람

세로 열쇠

1. 삼에서 뽑아낸 실로 짠 천
3. 개가 들어가 사는 집

날짜: 년 월 일 요일 **이름:**

¹학		²모	
		³	

가로 열쇠

1. 대학교를 졸업할 때 쓰는 모자
3. 노랗고 신맛이 강한 과일

세로 열쇠

1. 학생임을 증명하는 신분증
2. 내일 다음 날

가로 열쇠

1. 물건을 싸서 들고 다닐 수 있도록 네모지게 만든 작은 천
2. 바뀌어 달라짐

세로 열쇠

1. 예상치 못한 사고나 금전적 손해에 대비해 들어두는 것
2. 화장실에서, 앉아서 볼일을 보는 기구

31

날짜:　　　년　월　일　요일　　이름:

	1	²잔	
	3	⁴내	

가로 열쇠

1. ○○ 밑이 어둡다
3. 돈을 걸고 하는 내기

세로 열쇠

2. 쓰고 남은 돈, 또는 동전 같은 작은 돈
4. 조선 시대에 임금의 시중을 드는 일을 하던 남자

32

날짜:　　　년　월　일　요일　　　이름:

	2	
1		
식	3 로	

가로 열쇠

1. 제주도에 있는 우리나라에서 가장 높은 산
3. 이탈리아의 수도이며 유적이 많은 세계적인 관광 도시

세로 열쇠

1. 한국 고유의 전통 음식
2. 산을 오르내릴 때 사람들이 다니도록 만들어진 길

	¹시		
²		³밥	
		⁴	

가로 열쇠

2. 밥에 고기, 채소 등을 썰어 넣고 기름에 볶아 만든 음식
4. 쌈을 싸 먹을 때 주로 먹는 잎채소

세로 열쇠

1. 술이나 음료수의 맛을 알기 위하여 시험 삼아 마셔 보는 일
3. 밥과 반찬을 차려 놓는 상

날짜:　　　년　월　일　요일　　　이름:

가로 열쇠
1. 놀이터에 있는, 위에서 미끄러져 내려오는 놀이 기구

세로 열쇠
1. 앞으로 올 시간. 아직 오지 않은 때
2. 정월 대보름에 깨물어 먹는 견과류
3. 인공적으로 만들어 잇몸에 끼웠다 뺐다 하는 이

| 날짜: | 년 월 일 요일 | 이름: |

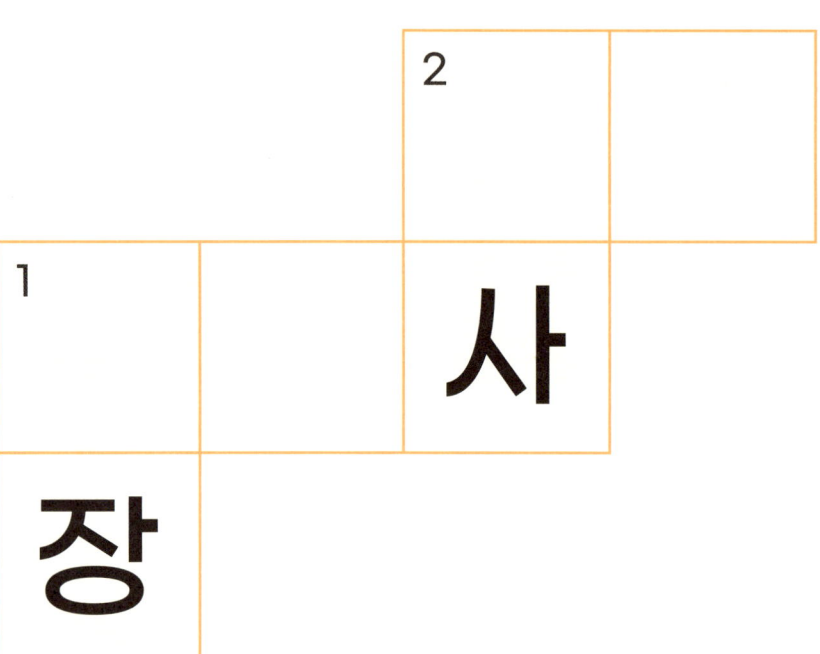

가로 열쇠

1. 법정에서 의뢰인을 대신해 변론하는 사람
2. 피부나 천이 오그라져 잡힌 줄 같은 자국

세로 열쇠

1. 자기 모습을 숨기기 위해 옷차림이나 겉모습을 바꾸는 일
2. 술 마신 뒤의 버릇으로, 주로 좋지 않은 언행

날짜: 년 월 일 요일   이름:

		¹청	
²			
		³묵	

가로 열쇠

2. 물건을 맡기고 돈을 빌릴 수 있는 가게
3. 말을 하지 않고 마음속으로 기도나 추모를 하는 행동

세로 열쇠

1. 녹두로 쑨 묵
2. 나라나 집단 사이에 무력을 사용하여 싸우는 일

날짜:　　　　년　월　일　요일　　　이름:

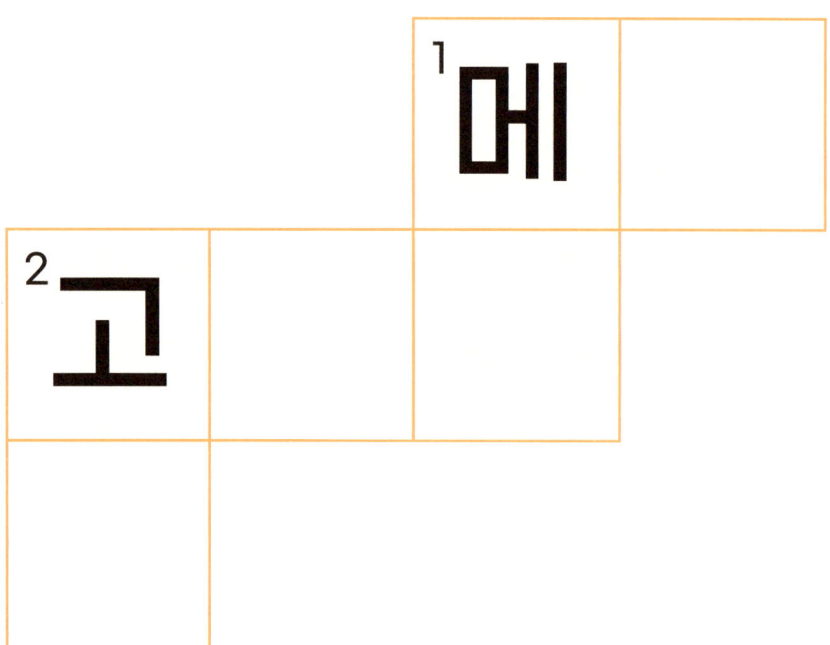

가로 열쇠

1. 음식점에서 주문할 수 있는 음식 목록
2. 알코올 도수가 높은 중국식 증류주

세로 열쇠

1. 된장, 간장 등의 재료가 되는, 콩을 쪄서 발효시켜 만든 것
2. 자신이 태어나고 자란 곳

날짜: 　년　월　일　요일　　이름:

	1입		
2		3	
	4풀		

가로 열쇠

2. 밥과 여러 재료를 김으로 말아 만든 음식

4. 입술 사이에 풀잎을 대거나 물고 부는 피리

세로 열쇠

1. 입에서 나오는 더운 김

3. 밥 하나하나의 알

39

날짜:　　　년　월　일　요일　　　이름:

	1		3	
	²금			
			⁴귀	

가로 열쇠

2. 금은 등의 귀금속류를 사고파는 가게
4. 고향으로 돌아가는 것

세로 열쇠

1. 일정 나이가 되었을 때 정기적으로 받는 돈. 기초○○
3. 재미있거나 무시하는 뜻으로 살짝 코로 내는 소리

날짜: 년 월 일 요일   이름:

	1		2	
	작		생	
			3	

가로 열쇠

1. 두드리거나 치는 방법으로 소리를 내는 악기
3. 벌레가 파먹은 것처럼 이가 썩는 것

세로 열쇠

1. 곡식의 이삭을 떨어서 낱알을 거두는 일
2. 다른 생물에 의지해 살며 영양분을 빼앗는 생물

41

날짜: 년 월 일 요일   이름:

	1		3	청
2	면			

가로 열쇠

2. 세수를 하거나 몸을 씻을 때 사용하는 여러 도구
3. 목에서 울려 나오는 소리

세로 열쇠

1. 차게 해서 먹는 국수. 평양과 함흥의 이것이 유명함
3. ○○○이 포도청

날짜: 년   월   일   요일   이름:

	회			
3	4			2
	퀴			

가로 열쇠

3. 장 보러 갈 때 들고 가는 바구니

세로 열쇠

1. 모임을 대표하고 모임의 일을 총괄하는 사람
2. 자기보다 나이가 많은 여자 형제를 부르는 말
4. 굴러가도록 만든 둥근 모양의 물건

43

날짜: 년 월 일 요일   이름:

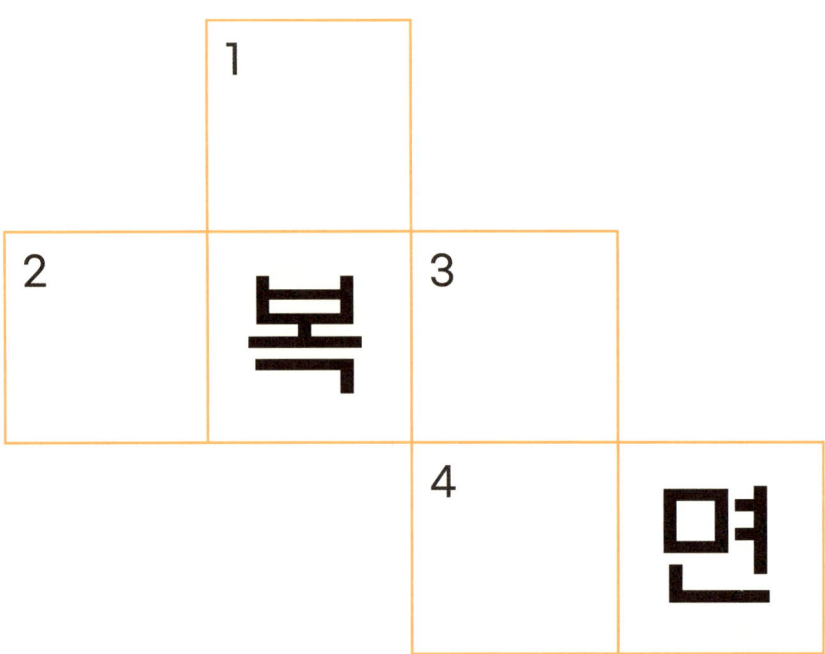

가로 열쇠

2. 조선 시대에 지은 서울의 대표적인 궁궐
4. 잠을 자는 일

세로 열쇠

1. 여름의 삼복 중 첫 번째 복날
3. 활을 쏘는 사람

날짜:　　　년　월　일　요일　　이름:

가로 열쇠
1. 토요일과 일요일
2. 하루 동안의 최고 기온과 최저 기온의 차이

세로 열쇠
1. 차를 세워두는 장소
3. 가는 날이 〇〇

날짜: 년 월 일 요일   이름:

			⁴
¹편			
²	³지	중	

가로 열쇠

2. 매우 사랑하고 소중히 여김. ○○○○ 키우다

세로 열쇠

1. 어느 한쪽만을 치우치게 사랑함

3. 손가락 끝에 있는 무늬

4. 피로하거나 나른할 때 몸을 쭉 펴고 팔다리를 뻗는 것

날짜:　　　년　월　일　요일　　　이름:

	1 알		
2		3 절	
		4	

가로 열쇠

2. 나라를 대표하여 일정한 사명을 띠고 외국에 파견되는 사람들. 외교 ○○○

4. 바람을 넣으면 부풀어 오르는 얇은 고무주머니

세로 열쇠

1. 알처럼 작고 둥글둥글하게 생긴 사탕

3. 가을에 붉거나 누렇게 물든 잎

47

날짜: 년 월 일 요일   **이름:**

		²저	
¹등			
		3	

가로 열쇠

1. 학교에 다니기 위해 등록할 때 내는 돈
3. 은행에서 돈을 넣고 뺀 기록이 적힌 수첩처럼 작은 장부

세로 열쇠

1. 엎드린 채로 다른 사람의 도움을 받아 허리에서부터 목까지 물로 씻는 일
2. 주로 동전을 모아 둘 수 있게 만든 통. 돼지 ○○○

날짜: 년 월 일 요일   이름:

	1	자
2전		
	3	

가로 열쇠
1. 수입이 지출보다 많아 이익이 생기는 일. '적자'의 반대말
2. 병이 다른 사람에게 옮는 것
3. 바늘도둑이 ○○○ 된다

세로 열쇠
1. 털의 색깔이 검은 염소

날짜:　　　　년　월　일　요일　　　이름:

	1	
2	불	3
	4세	

가로 열쇠

2. 몹시 어리석은 사람. 자기 자식이 잘났다고 자랑하는 사람을 놀리는 말

4. 나라나 지방자치단체가 국민에게 거두는 돈

세로 열쇠

1. 왼쪽 팔

3. 사회에서 높은 지위나 좋은 위치에 오르는 것

날짜:　　　년　월　일　요일　　이름:

가로 열쇠
1. ○○○도 구르는 재주가 있다
3. 실제로 일어나지 않은 일을 마음속으로 그리는 것
4. 힘이나 상태가 서로 맞아 균형을 이루는 것

세로 열쇠
2. 자신이 좋아하거나 닮고 싶은 사람의 유형

51

날짜: 년 월 일 요일   **이름:**

가로 열쇠
2. 자기보다 나이가 어린 여자 형제
3. 주인공 역을 맡아 연기하는 사람. '조연'의 반대말

세로 열쇠
1. 세상에 태어남. '사망'의 반대말
2. 용이 물고 있는 구슬

날짜:　　　　년　월　일　요일　　이름:

	¹피		²연	
	3			

가로 열쇠

1. 결혼식 등을 축하하기 위해 베푸는 잔치

3. 참깨로 짠 기름

세로 열쇠

1. 둥근 밀가루 반죽 위에 치즈와 여러 재료를 올려 구운 음식

2. 바람에 연을 띄워 하늘에서 날리는 놀이

	1	실	2
	리		
3			

가로 열쇠

1. 잃어버려서 찾지 못한 물건
3. 음식을 먹은 후 그릇을 씻는 일

세로 열쇠

1. 재활용 등을 위해 쓰레기를 종류별로 나누어 모으는 일
2. 물을 적셔 바닥이나 물건을 닦는 데 사용하는 걸레

날짜:　　　년　월　일　요일　　이름:

	¹태	
²		³
	⁴	터

가로 열쇠

2. 팬이 돌아가며 바람을 일으켜 더위를 식혀 주는 가전제품

4. 일을 하는 장소

세로 열쇠

1. 강한 바람과 많은 비를 동반하는 큰 폭풍

3. 어떤 일을 기념하는 날

날짜:　　　년　월　일　요일　　　이름:

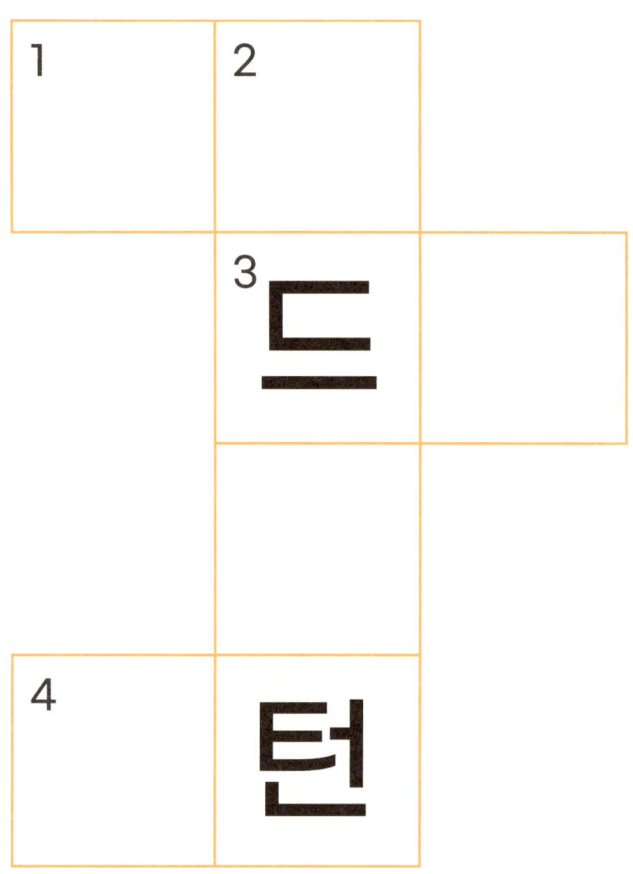

가로 열쇠

1. 설날 아침, 어른에게 큰 절을 하여 새해 인사를 하는 일
3. 스틱을 두드려 소리를 내는 원통 모양의 타악기
4. 자동차가 'U' 자 모양으로 돌아 방향을 바꾸는 것

세로 열쇠

2. 네트를 사이에 두고 라켓으로 셔틀콕을 치며 즐기는 경기

날짜: 년 월 일 요일   이름:

1	2 파		3
	만		
	4		

가로 열쇠

1. 이탈리아식 길고 가는 면 요리
4. 몸이나 마음에 장애가 있어 생활에 제약을 받는 사람

세로 열쇠

2. 인생이나 사건이 여러 가지 변화와 어려움이 많음
3. ○○ 모아 태산

57

가로 열쇠

1. 선녀와 ○○○
2. 한 개의 수에 또 하나의 수를 더하는 셈

세로 열쇠

1. 어떠한 수를 다른 수로 나누는 셈
2. 배냇니 곁에 포개어 난 이

날짜: 년 월 일 요일   이름:

가로 열쇠

2. 국가를 대표하고 행정을 총괄하는 사람

4. 어떤 사람을 집단에서 제외하거나 소외시키는 일

세로 열쇠

1. 어떤 일을 효율적이고 알맞게 처리하는 방법

3. 음식을 오래 보관할 수 있도록 금속 용기에 담아 밀봉한 것

날짜: 년 월 일 요일 **이름:**

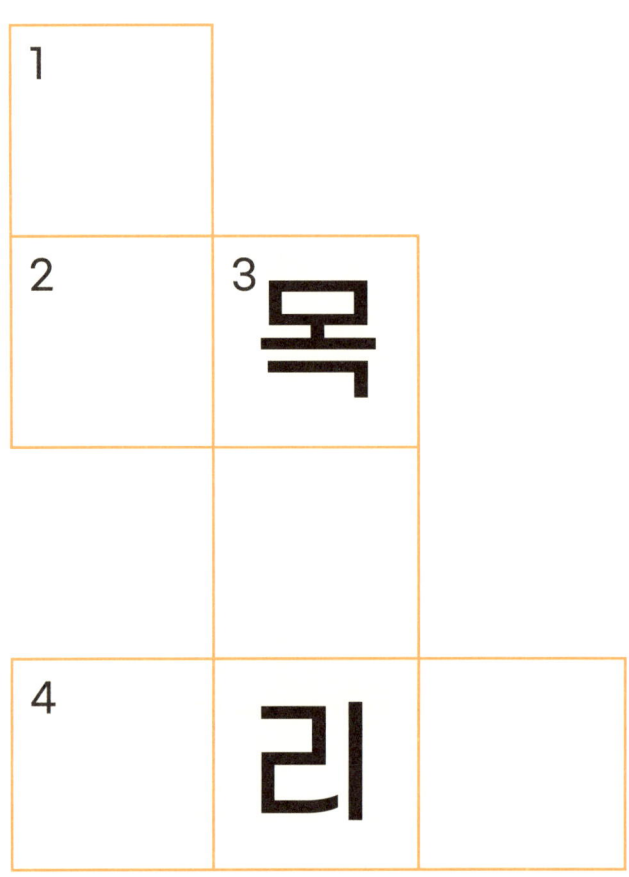

가로 열쇠
2. 손과 팔을 연결하는 관절 부분
4. 주로 실내에서 사용하는, 신고 벗기 쉬운 신발

세로 열쇠
1. 물건을 깨뜨려 못 쓰게 만듦
3. 추위를 막기 위하여 목에 두르는 것

날짜: 년 월 일 요일   이름:

	1부		
	2	3	
4		위	

가로 열쇠

2. 고무로 만든 신발
4. 빵 사이에 햄, 치즈, 야채 등을 넣어 만든 음식

세로 열쇠

1. 사람의 죽음을 알림
3. 찌는 듯한 더위

61

날짜: 년 월 일 요일   **이름:**

	¹수		³민
²			

가로 열쇠

1. 홍수나 장마 등으로 피해를 입은 사람
2. 학교에 들어감

세로 열쇠

1. 학교에서 학습과 견문을 위해 떠나는 여행
3. 민간에서 오래전부터 전해 내려오는 노래

	1	2 물	
	3	4	매

가로 열쇠

1. 슬프거나 매우 기쁠 때에 눈에서 흘러나오는 물
3. 개들이 끄는 썰매

세로 열쇠

2. 강이나 호수, 바다 등에서 피어오르는 안개
4. 바닷물이 밀려 나가는 현상. '밀물'의 반대말

날짜:　　　년　월　일　요일　　이름:

	¹핸		
²		³담	
		⁴	

가로 열쇠

2. 한라산 정상에 있는 화산 분화구 안의 호수
4. 사람의 배 한가운데에 탯줄을 끊은 자리

세로 열쇠

1. 손으로 들고 다니는 가방
3. 말린 담뱃잎을 태워서 피우는 물건

날짜:　　　년　월　일　요일　　이름:

	² 건	
³	목	

가로 열쇠

1. 지역 주민의 건강을 지키고 관리하는 공공 기관
3. 큰길에서 들어가 동네 안을 이리저리 통하는 좁은 길

세로 열쇠

2. 길과 철로가 교차하는 지점, 안전하게 길을 건널 수 있는 곳
3. 바느질할 때 손가락 끝을 보호하는 작은 도구

날짜:　　　　년　월　일　요일　　　이름:

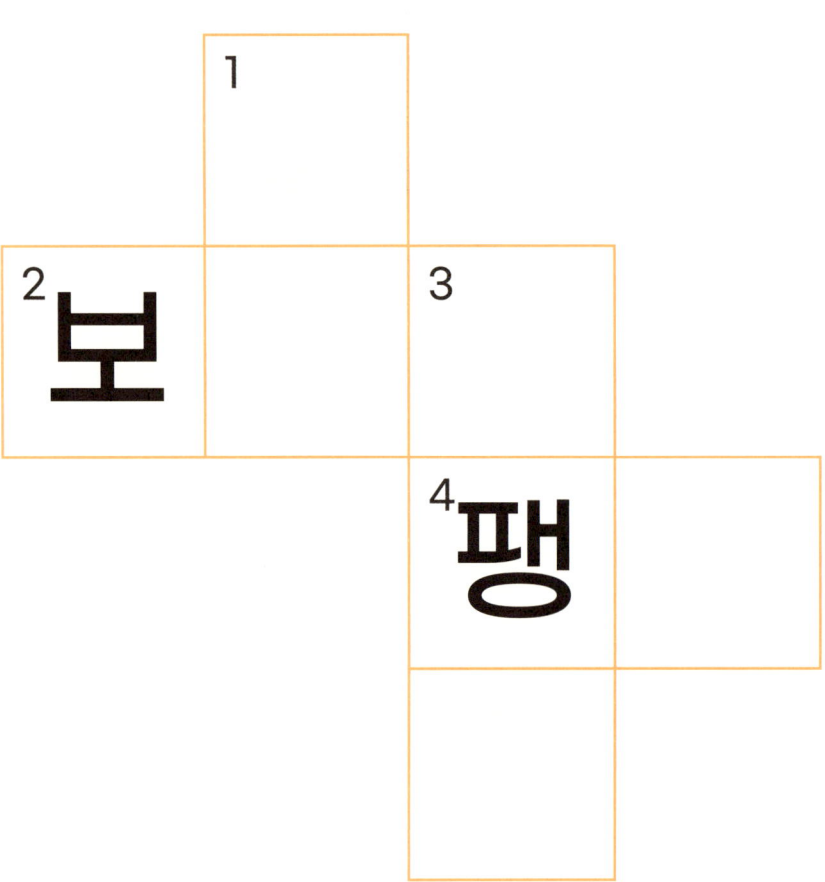

가로 열쇠

2. 음력 보름날 밤에 뜨는 둥글고 밝은 달

4. 채로 치거나 끈을 몸통에 감았다가 당겨 돌리는 장난감

세로 열쇠

1. 사계절 중에서 가장 덥고 낮이 긴 계절

3. 등에 나선 모양의 껍데기를 지고 느리게 기어다니는 동물

날짜:　　　　년　월　일　요일　　　이름:

가로 열쇠

1. 반주기의 반주에 맞춰 노래를 부를 수 있게 해 놓은 곳
3. ○○○는 솔잎을 먹어야 한다

세로 열쇠

1. 한복 저고리의 고름이나 치마허리에 다는 치장용 물건
2. 이미 방송했던 프로그램을 다시 방송하는 것

날짜:　　　년　월　일　요일　　　이름:

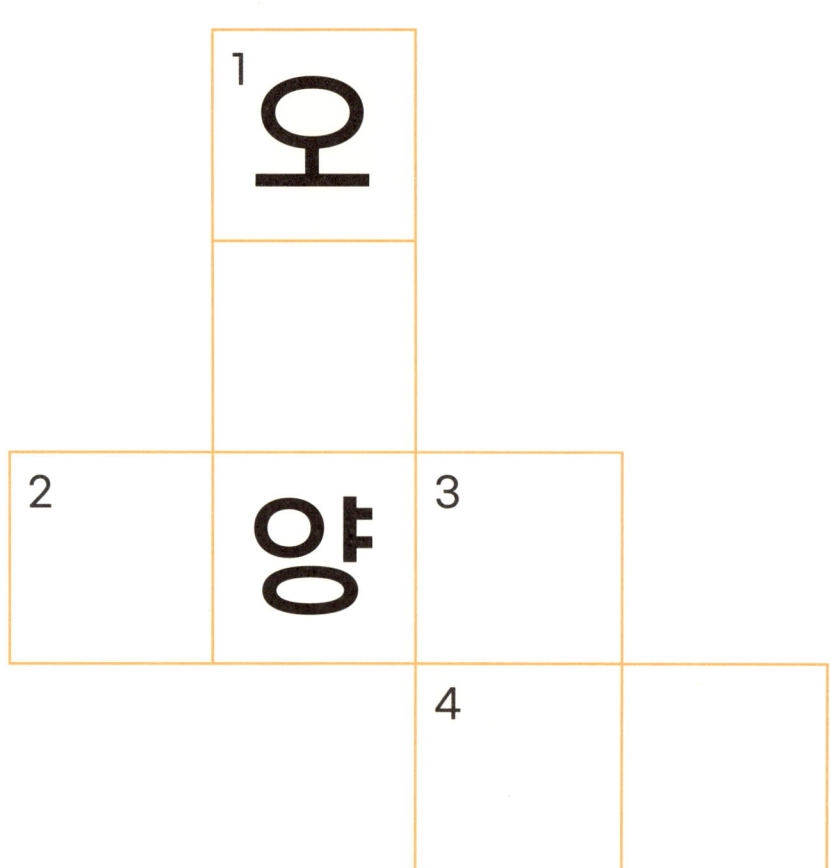

가로 열쇠

2. 소 잃고 ○○○ 고친다
4. 한집안에서 맏이가 되는 후손

세로 열쇠

1. 지구를 둘러싸고 있는 다섯 대양
3. 메주를 소금물에 우려내어 만드는 짠맛이 나는 검은 액체

날짜:　　　년　월　일　요일　　이름:

¹가		
²떡		³

가로 열쇠

1. 머리에 쓰거나 붙이기 위해 만든 인조 머리카락
2. 떡의 겉에 묻히는 가루

세로 열쇠

1. 가늘고 길게 뽑은 흰떡
3. 날생선을 양념으로 버무린 뒤 물을 부어서 먹는 회

¹대		
²		³
	⁴뒷	

가로 열쇠

2. 목에 거는 장신구

4. 두 손을 등 뒤로 젖혀 마주 잡은 것. ○○을 지다

세로 열쇠

1. 설이나 추석 따위의 명절을 앞두고 경기가 가장 활발한 시기

3. 집을 옮길 때 가져가는 물건이나 짐

¹토			²팽
	³		

가로 열쇠

1. 필요할 때는 쓰고 필요 없을 때는 버리는 경우를 이르는 사자성어
3. 시내에서 일정한 구간을 운행하는 버스

세로 열쇠

2. 가늘고 긴 줄기와 작은 갓을 가진 버섯
3. 시간을 알려주는 기계

71

날짜: 년 월 일 요일   **이름:**

	족		
	3		4
			필

(1번 칸, 2번 "족", 3번, 4번, 필)

가로 열쇠

1. 부모와 자녀, 형제자매 등 함께 사는 사람들의 집단
3. 빨강과 파랑을 섞어 만든 색

세로 열쇠

2. 한 가문의 계통과 혈통 관계를 적어 기록한 책
4. 그림을 그리거나 색을 칠할 때 쓰는 연필

날짜:　　　　년　월　일　요일　　　이름:

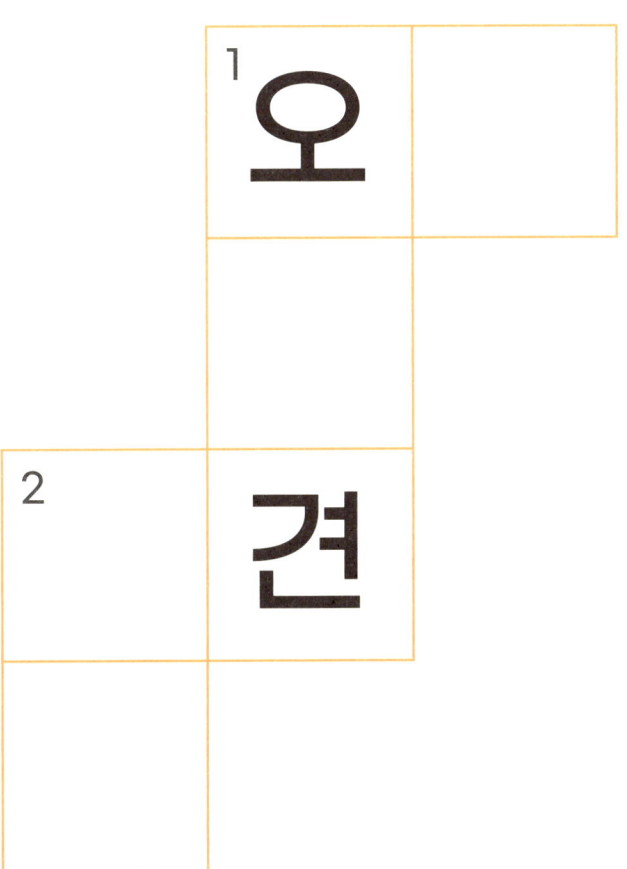

가로 열쇠

1. 소변의 다른 말
2. 다른 사람의 일에 끼어들어 의견을 내거나 간섭함

세로 열쇠

1. 어깨가 아픈 질병으로 주로 50대의 나이에 나타남
2. ○○가 방앗간을 그저 지나랴

73

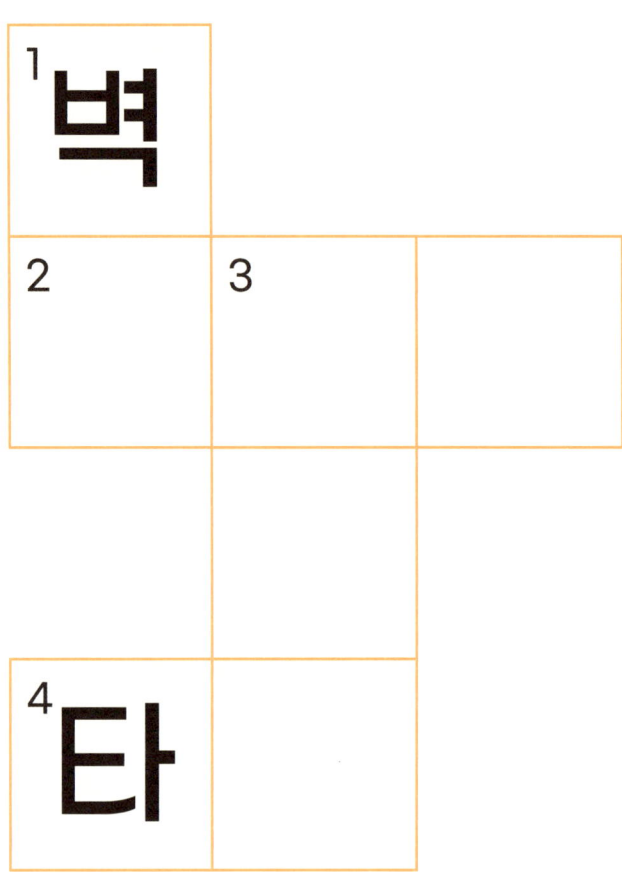

가로 열쇠

2. ○○○도 두들겨 보고 건너라

4. 죽음을 높여 이르는 말로, 인간계에서 다른 세계로 간다는 뜻

세로 열쇠

1. 건물을 쌓을 때 쓰는 직육면체의 단단한 건축 재료

3. 여러 단계로 사람을 모집하여 이루어지는 판매 방식

날짜: 년 월 일 요일   이름:

	1 요		
2		3 손	
		4	

가로 열쇠

2. 일을 하는 손, 즉 사람의 노동력
4. 바느질이나 재봉에 쓰는 가늘고 날카로운 도구

세로 열쇠

1. 한 주를 이루는 각 날의 이름. 월요일, 화요일 등
3. 손의 안쪽. ○○○으로 하늘 가리기

	¹봄		
	²		
³양			
	⁴		

가로 열쇠

2. 방향을 알려 주는 도구로, 자석 바늘이 항상 북쪽을 가리킴
3. 아들이 없는 집에서 대를 잇기 위해 데려다 기르는 남자아이
4. '저승'의 반대말

세로 열쇠

1. 봄맞이하러 외출하는 것

날짜:　　　년　월　일　요일　　　이름:

	청		
2		3	
		4와	

가로 열쇠

2. 목구멍이 ○○○

4. 포도의 즙을 발효시켜 만든 서양 술

세로 열쇠

1. 푸른색의 포도

3. 푸른 빛깔의 기와

¹바		²
		룻
		³	⁴

가로 열쇠

1. 단맛이 나는 길고 노란 열대 과일
3. 물건이나 음식을 시킨 곳까지 가져다 주는 것

세로 열쇠

2. 나루와 나루 사이를 오가며 사람이나 짐을 실어 나르는 배
4. 닭이 낳은 알

날짜:　　　　년　월　일　요일　　　이름:

가로 열쇠

2. 머리카락이나 옷감을 다른 색으로 물들이는 것

3. 두 사람이 부부가 되는 의식을 치르는 자리

세로 열쇠

1. 소금을 적게 넣어 만든 음식

3. 어떤 일이나 행동이 끝난 뒤에 생긴 일

79

가로 열쇠

2. 그 계절에 가장 맛있고 많이 나는 과일
4. 점을 쳐서 얻은 결과나 풀이

세로 열쇠

1. 이와 잇몸을 치료하는 병원
3. 못, 망치, 공구 같은 생활·수리 도구를 파는 가게

날짜: 년 월 일 요일   이름:

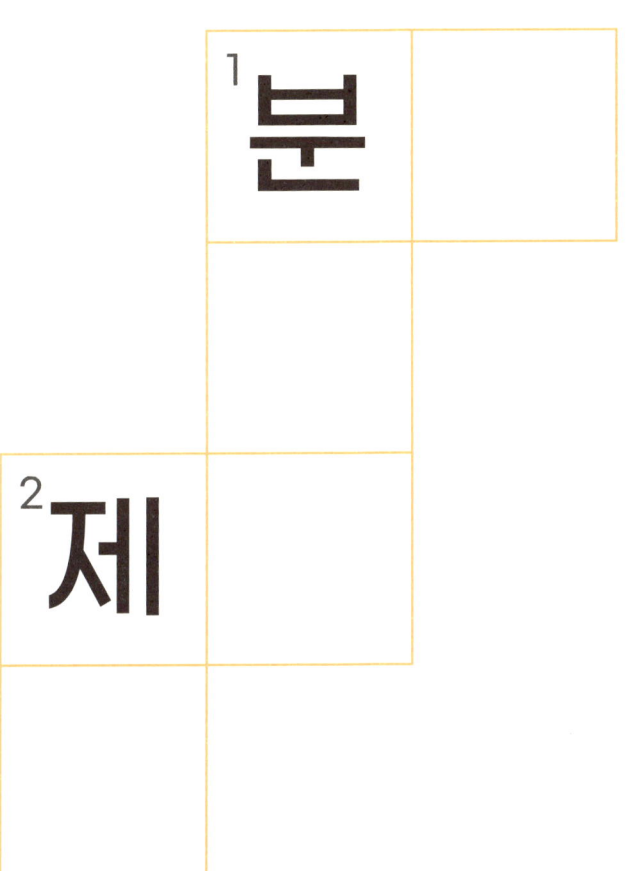

가로 열쇠
1. 칠판에 글씨를 쓰는 흰색이나 색깔 막대
2. 군 복무를 마치고 나오게 됨

세로 열쇠
1. 물줄기가 위로 솟아오르는 장식 시설
2. 돌아가신 조상을 기리는 의식

81

날짜: 년 월 일 요일   이름:

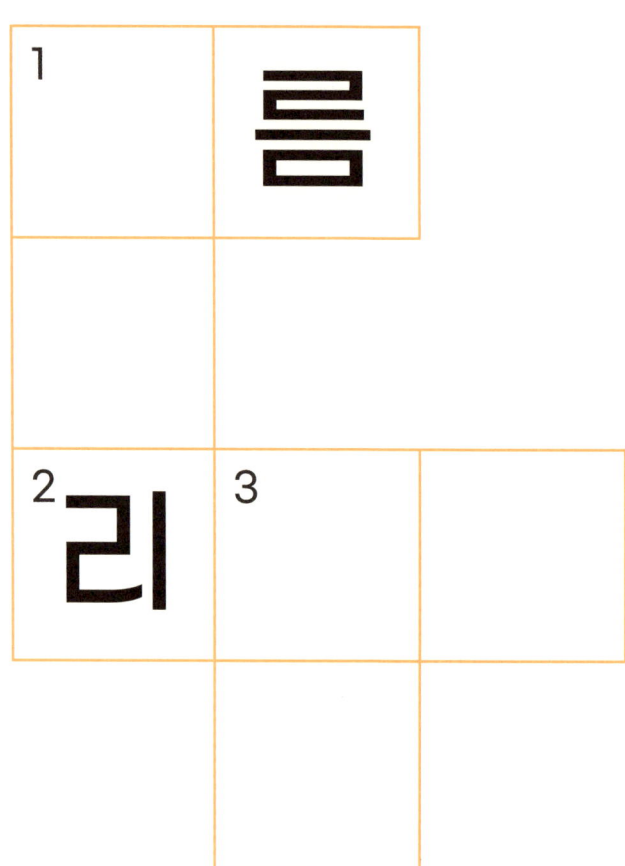

가로 열쇠

1. 돈이나 물건을 걸고 하는 내기
2. 멀리서 기계를 조종하는 작은 기기

세로 열쇠

1. 명태의 새끼
3. 여름에 사람 피를 빠는 작은 곤충

날짜: 년 월 일 요일   이름:

	1		2
			송
	³맞		

가로 열쇠
1. 결혼한 부부가 처음 함께 보내는 밤
3. 부부가 둘 다 돈을 버는 일

세로 열쇠
2. 밤알을 싸고 있는 가시투성이 껍질
3. 결혼할 당사자들이 직접 만나서 보는 선

83

날짜: 년 월 일 요일   **이름:**

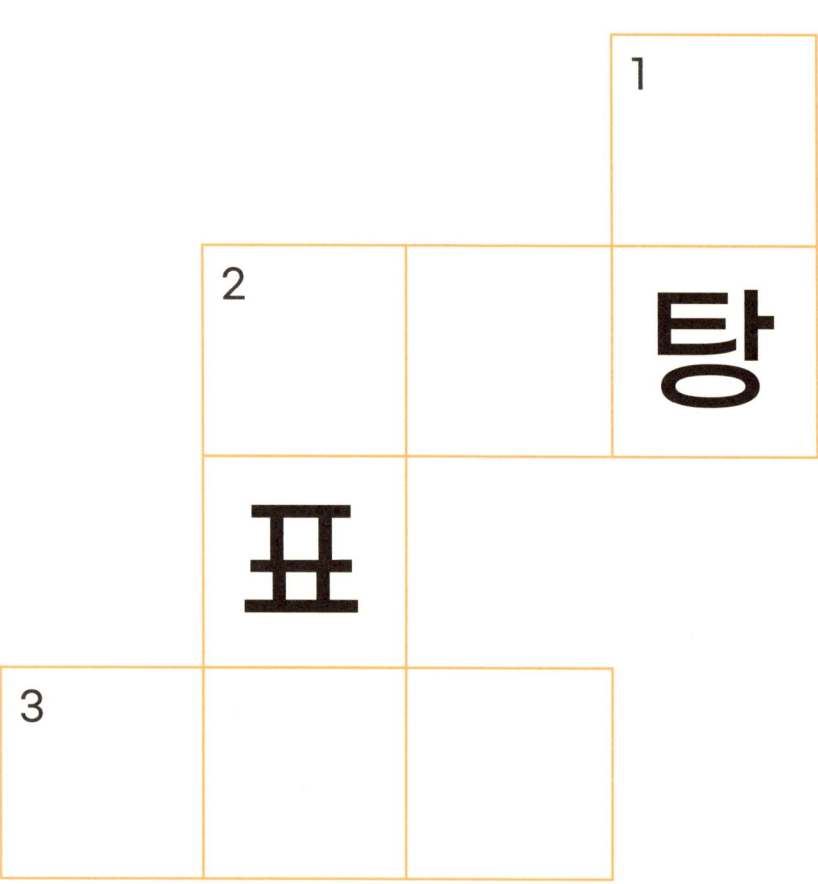

가로 열쇠
2. 생선을 주재료로 여러 재료와 갖은양념을 넣고 고추장을 풀어 얼큰하게 끓인 찌개
3. 기쁜 소식

세로 열쇠
1. 찬물이 들어 있는 탕. '온탕'의 반대말
2. 표를 파는 곳

	¹잇	
²	³	
		코
⁴		

가로 열쇠

2. 온몸이 쑤시고 열이 나는 증상
4. 대한민국의 국기

세로 열쇠

1. 이 없으면 ○○으로 산다
3. 순살로만 된 고기

	1		²젓
	3		락

가로 열쇠

1. 새우로 담근 젓
3. 발끝의 다섯 개로 갈라진 부분

세로 열쇠

2. 음식을 집어 먹는 데 쓰는 가늘고 긴 도구
3. 믿는 도끼에 ○○ 찍힌다

날짜:　　　년　월　일　요일　　이름:

		³돗	
¹			
²			⁴
			식

가로 열쇠
2. 잠자리를 잡기 위해 긴 막대기에 그물주머니를 매단 것

세로 열쇠
1. 낮에 자는 잠
3. 야외에서 앉거나 눕기 위해 깔아 쓰는 자리
4. 고기 대신 풀이나 곡식을 주로 먹는 식사 방법

87

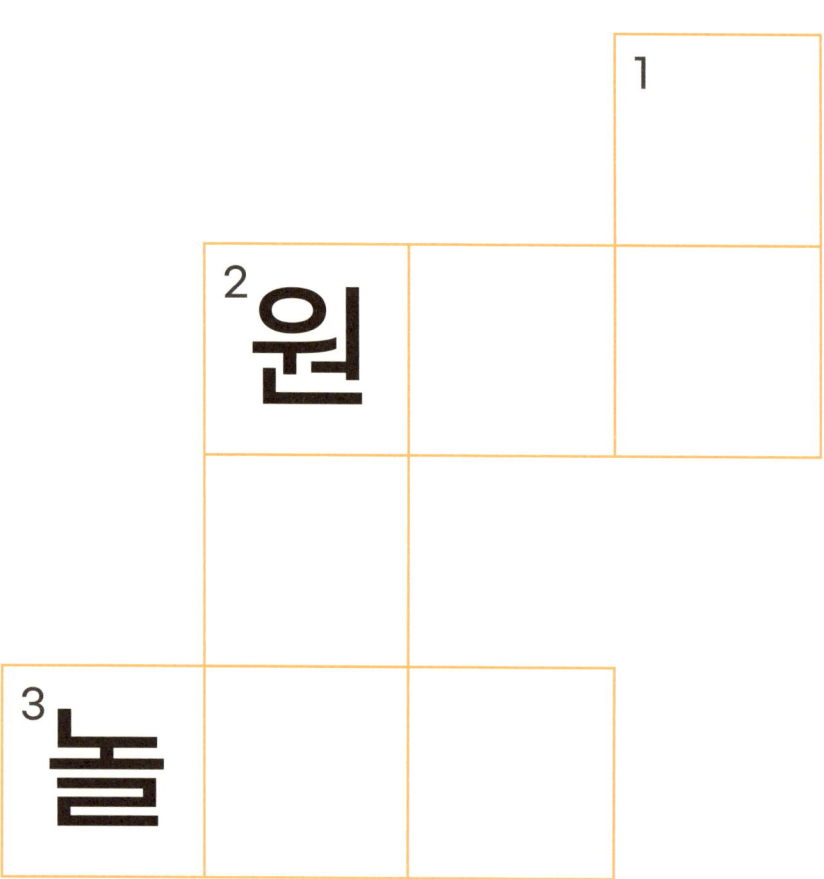

가로 열쇠

2. 부부의 화목이나 금슬 좋은 한 쌍을 상징하는 새
3. 시소, 그네, 미끄럼틀 등이 있는, 놀 수 있도록 마련된 장소

세로 열쇠

1. 철을 따라 이리저리 옮겨 다니며 사는 새
2. ○○○도 나무에서 떨어진다

날짜: 　 년　월　일　요일　　이름:

		¹구
²	³	
	랍	
	⁴	

가로 열쇠

2. 책을 읽거나 빌려 볼 수 있는 곳
4. 이름을 새겨 문서에 찍도록 만든 물건

세로 열쇠

1. 먼저 근무했던 벼슬아치. ○○이 명관이다
3. 물건을 넣어 정리할 수 있는 서랍이 달린 가구

89

날짜: 년 월 일 요일　　**이름:**

		¹면	
²			
소			

가로 열쇠

1. 군대, 병원, 교도소 등에 있는 사람을 만나러 가는 일
2. 사람이 살지 않는 섬

세로 열쇠

1. 얼굴이나 턱에 난 수염을 깎는 일
2. ○○○이 희소식

날짜: 년 월 일 요일   이름:

	²뱃	
¹		
	³	⁴가

가로 열쇠
1. 세뱃값으로 주는 돈
3. 아내에게 눌려 지내는 남편

세로 열쇠
2. '낙동강 강바람이 치마폭을 스치면'으로 시작하는 노래 제목은 '처녀 ○○○'
4. 한 가정을 이끌어 나가는 사람

91

날짜: 년 월 일 요일　　**이름:**

	갯	²
	³사	⁴

가로 열쇠
1. 번개가 칠 때 번쩍이는 빛. ○○○에 콩 볶아 먹겠다
3. 임금이 죽을죄를 지은 신하에게 내리는 독약

세로 열쇠
2. 경주에 있는 신라 시대 사찰. 유네스코 세계 문화유산
4. 약사가 약을 파는 곳

		1	
2 무	3	장	4

가로 열쇠

2. 병 없이 오래 사는 것

세로 열쇠

1. 술 마신 다음 날 속을 푸는 것
3. 닭의 새끼
4. 겉은 초록색이고 속은 빨간 여름의 대표 과일

93

날짜: 년 월 일 요일   이름:

가로 열쇠

1. 씨름 선수 허리에 두르는 띠
3. ○○○ 올챙이 적 생각 못 한다

세로 열쇠

2. 바람이 불면 빙빙 돌아가는 장난감
4. 짐승의 수를 세는 단위

날짜:　　년　월　일　요일　　이름:

	초	
		상

가로 열쇠
1. 거의 다 피우고 남은 담배의 끝부분
3. 밥과 반찬을 갖추어 차린 상

세로 열쇠
2. 밥 위에 생선살 등을 얹은 일본 요리
4. 결혼하기 전, 양가 부모가 만나 서로 인사를 나누는 자리

날짜: 년   월   일   요일   이름:

	¹까		
	²눈		³
			점

가로 열쇠

1. 까치 등의 날짐승이 먹으라고 따지 않고 몇 개 남겨 두는 감
2. 눈 위에서 타거나 끄는 썰매

세로 열쇠

1. 글을 읽을 줄 모르는 무식한 사람
3. 큰 건물이나 시설에 딸려 물건을 파는 작은 가게

날짜: 년 월 일 요일   이름:

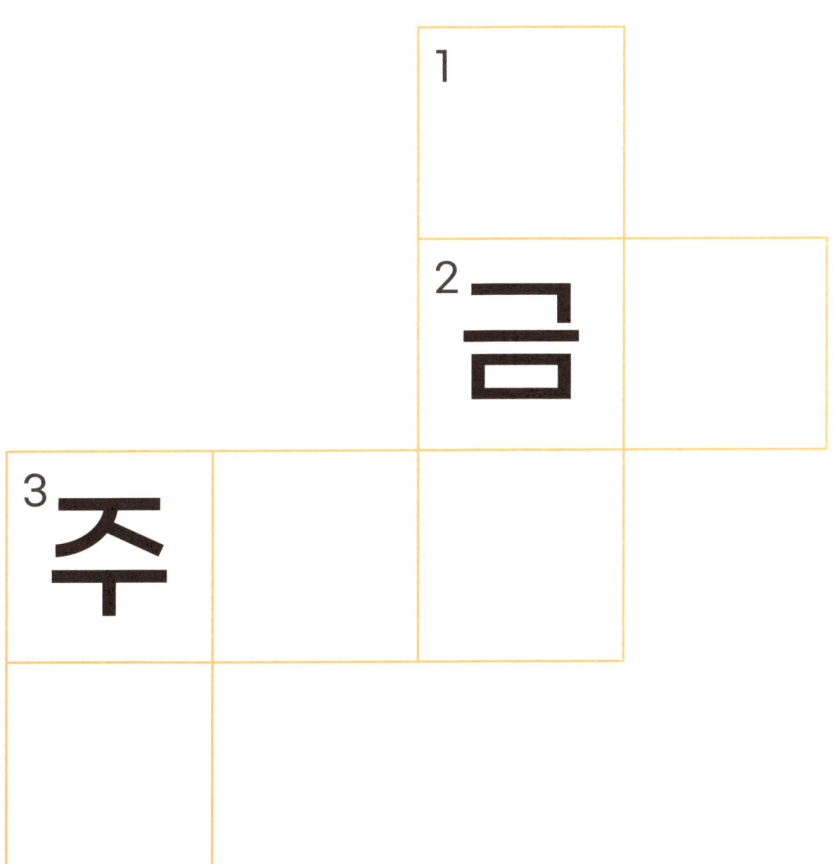

가로 열쇠

2. 술을 마시지 않음, 또는 술을 끊는 것

3. 옷이나 가방에 달린 작은 물건을 넣는 공간

세로 열쇠

1. 음식을 씹을 때 주로 사용하는 뒤쪽 큰 이

3. 큰 숟가락처럼 생긴, 밥을 푸는 도구

날짜: 년 월 일 요일　　**이름:**

가로 열쇠

1. 징계 처분의 하나로 봉급을 줄이는 일
2. 돈을 빌려주거나 예금할 때 붙는 수익
3. ○○○부터 마신다

세로 열쇠

1. 감자를 썰어 기름에 튀긴 음식

날짜: 년   월   일   요일   이름:

	1	승	
	2장		3

가로 열쇠

1. 음력으로 매월 초에 뜨는 눈썹 모양의 달
2. 아이들이 가지고 노는 여러 가지 물건

세로 열쇠

1. 어떤 자리나 모임에 초대하는 뜻을 적어서 보내는 편지
3. 교도소에서 죄수를 가두어 두는 방

날짜: 　년　월　일　요일　　이름:

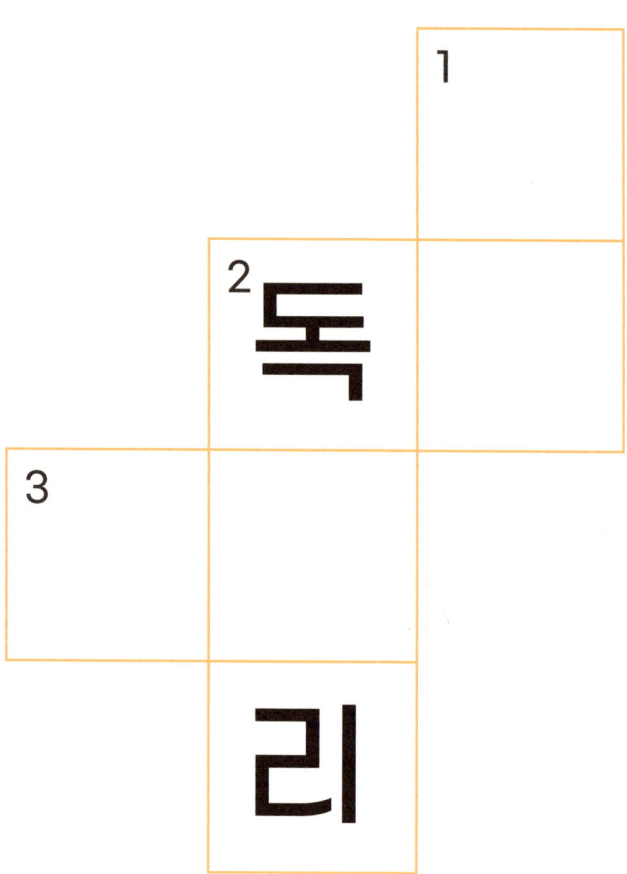

가로 열쇠

2. 책을 읽는 일
3. 얼굴을 씻는 일

세로 열쇠

1. 유언을 적은 글
2. 날카로운 부리와 발톱을 가진 큰 맹금류 새

날짜: 년 월 일 요일   이름:

가로 열쇠
1. 땅속에서 솟아나는 더운물
2. 경치가 좋은 곳에 쉬기 위해 지은, 기둥과 지붕만 있는 집

세로 열쇠
1. 뜨거운 물에 적신 천이나 더운 물주머니 등을 사용하는 찜질
2. 마실 물을 깨끗하게 걸러 주는 기구

정답

1.
잔		
치	약	
	사	이	다

(1)잔 (2)치약 (3)약 (4)사이다

2.
불 / 교복 / 권투 — (1)불 (2)교 (3)복권 (4)권투

3.
환갑 / 옷걸이 / 레 — (1)환갑 (2)갑 (3)옷 (4)걸이

4.
무 / 지하수 / 낱개출 — (1)무 (2)지하 (3)낱개 (4)수출

5.
통 / 망원경 / 마취 — (1)통 (2)망원경 (3)경 (4)마취

6.
막걸리 / 대음 / 포장마차 — (1)막걸리 (2)걸음 (3)대 (4)포장마차

7.
무 / 바 / 좀도둑 / 끼 — (1)무 (2)좀도둑 (3)도 (4)바도끼

8.
윷 / 검놀부 / 지렁이 — (1)검 (2)지렁이 (3)윷 (4)놀부

9.
노 / 잉크병 / 원수 — (1)노 (2)잉크 (3)병 (4)원수

10.
거미줄 / 거북리 / 점선엣 — (1)거미줄 (2)줄 (3)점선

11.
잠수함 / 기자박눈 / 리 — (1)잠수함 (2)기자리 (3)함박눈

12.
젖소 / 포상 / 술 — (1)젖 (2)소 (3)포 (4)상술

13.
땅 / 굴뚝 / 심해 — (1)땅굴 (2)굴뚝 (3)뚝 (4)심해

14.
명에 / 쥐구멍 / 름 — (1)쥐 (2)구 (3)명에 (구름)

15.
미남 / 풍월 / 남 — (1)미남 (2)남 (3)풍 (4)월남

16.
그물 / 하루품 — (1)그물 (2)하루품

17.
간수 / 칠판 / 순 — (1)간수 (2)칠판순

18.
나그네 / 나뭇모 / 떡잎 — (1)나그네 (2)그네모 (3)떡잎 (나뭇잎)

19.
- 풍
- ²가랑³비
- 가뭄 누

20.
- ¹낚시
- ³소⁴설
- 날

21.
- ¹황혼
- ²벌금
- 초

22.
- ¹수면제
- ²용건
- 돈

23.
- ¹출
- ²부산
- ³두부

24.
- ¹뒷걸²음
- ³지⁴하
- 트

25.
- ¹구멍
- ²급급
- ³소방차

26.
- ¹기숙사
- ²최저
- ³귀농

27.
- ¹앙
- ²심³판
- ⁴사위

28.
- ¹삼
- ²베³개
- ⁴집사

29.
- ¹학사²모
- 생 ³레몬
- 증

30.
- ²변동
- ¹보자기
- 험

31.
- ¹등²잔
- ³돈⁴내기
- 시

32.
- ²등
- ¹한라산
- 식 ³로마

33.
- ¹시
- ²볶음³밥
- ⁴상추

34.
- ²부
- ¹미끄럼³틀
- 래 니

35.
- ²주름
- ¹변호사
- 장

36.
- ¹청
- ²전당포
- 쟁 ³묵념

37.
- ¹메뉴
- ²고량주
- 고향

38.
- ¹입
- ²김³밥
- ⁴풀피리

39.
- ¹연 ³콧
- ²금은방
- ⁴귀향

40.
- ¹타악²기
- 작생
- ³충치

41.
- ¹냉 ³목청
- ²세면도구
- 멍

42.
- ¹회 ²언
- ³장⁴바구니
- 퀴

43.
- ¹초
- ²경복³궁
- ⁴수면

44.
- ¹주말
- ²일교차
- ³장날

45.
- ¹편 ⁴기
- ²애³지중지개
- 문

46.
- ¹알
- ²사절³단
- 탕 ⁴풍선

47.
- ²저
- ¹등록금
- 목 ³통장

48.
- ¹흑자
- ²전염
- ³소도둑

49.
- ¹왼
- ²팔불³출
- ⁴세금

50.
- ¹굼벵²이
- ³상상
- ⁴평형

51.
- ¹출
- ²여동생
- 의
- ³주연

52.
- ¹피로²연
- 자 날
- 리
- ³참기름

53.
- ¹분 실 ²물
- 리 걸
- 수 레
- ³설거지

54.
- ¹태
- ²선풍³기
- 념
- ⁴일터

55.
- ¹세 ²배
- ³드 럼
- 민
- ⁴유 턴

56.
- ¹스 파 게 ³티
- 란 끌
- 만
- ⁴장 애 인

57.
- ¹나 무 꾼
- 늣
- ²덧 셈
- 니

58.
- ¹요
- ²대 ³통 령
-   조
- ⁴따 돌 림

59.
- ¹파
- ²손 ³목 도
-   슬 리 퍼
- ⁴슬 리 퍼

60.
- ¹부
- ²고 ³무 신
-     더
- ⁴샌 드 위 치

61.
- ¹수 재 ³민
- ²입 학 여 요
-    행

62.
- ¹눈 ²물
-   안
- ³개 ⁴썰 매
-     물

63.
- ¹핸 드
- ²백 록 ³담
-     ⁴배 꼽

64.
- ¹보 ²건 소
-   널
- ³골 목
-   무

65.
- ¹여
- ²보 름 ³달
-     ⁴팽 이
-      이

66.
- ²재
- ¹노 래 방
- 리 ³송 충 이
- 개

67.
- ¹오
- 대
- ²외 양 ³간
-      ⁴장 손

68.
- ¹가 발
- 래
- ²떡 고 ³물
-       회

69.
- ¹대
- ²목 걸 ³이
-      삿
-    ⁴뒷 짐

70.
- ¹토 사 구 ²팽
-        이
- ³시 내 버 스
- 계   섯

71.
- ¹가 ²족
- ³보 라 ⁴색
-      연
-      필

72.
- ¹오 줌
- 십
- ²참 견
- 새

73.
벽돌다리
단
계(타계)
- 벽, 돌, 다리, 단, 타계

73.
¹벽
²돌 ³다 리
　　단
　　⁴타 계

74.
¹요
²일 ³손
　　⁴바 늘
　　닥

75.
　　¹봄
　　²나 침 반
³양 아 들
　　⁴이 승

76.
¹청
²포 도 ³청
도　　기
　　　⁴와 인

77.
¹바 ²나
　　나
　　룻
　　³배 ⁴달
　　　　걀

78.
　　¹저
　　²염 색
³결 혼 식
과

79.
　　¹치
²제 ³철 과 일
　　물
　　⁴점 괘

80.
¹분 필
수
²제 대
사

81.
¹노 름
가
²리 ³모 컨
　　기

82.
¹첫 날 ²밤
　　　송
　　³맞 벌 이
　　선

83.
　　　¹냉
²매 운 탕
표
³희 소 식

84.
¹잇
²몸 ³살
　　코
　　⁴태 극 기

85.
¹새 우 ²젓
　　　가
³발 가 락
등

86.
　　³돗
¹낮　자
²잠 자 리 ⁴채
　　　　식

87.
　　¹철
²원 앙 새
숭
³놀 이 터

88.
　　¹구
²도 ³서 관
　　랍
　　⁴도 장

89.
　　¹면 회
²무 인 도
소
식

90.
¹세 ²뱃 돈
　　사
³공 처 ⁴가
　　　　장

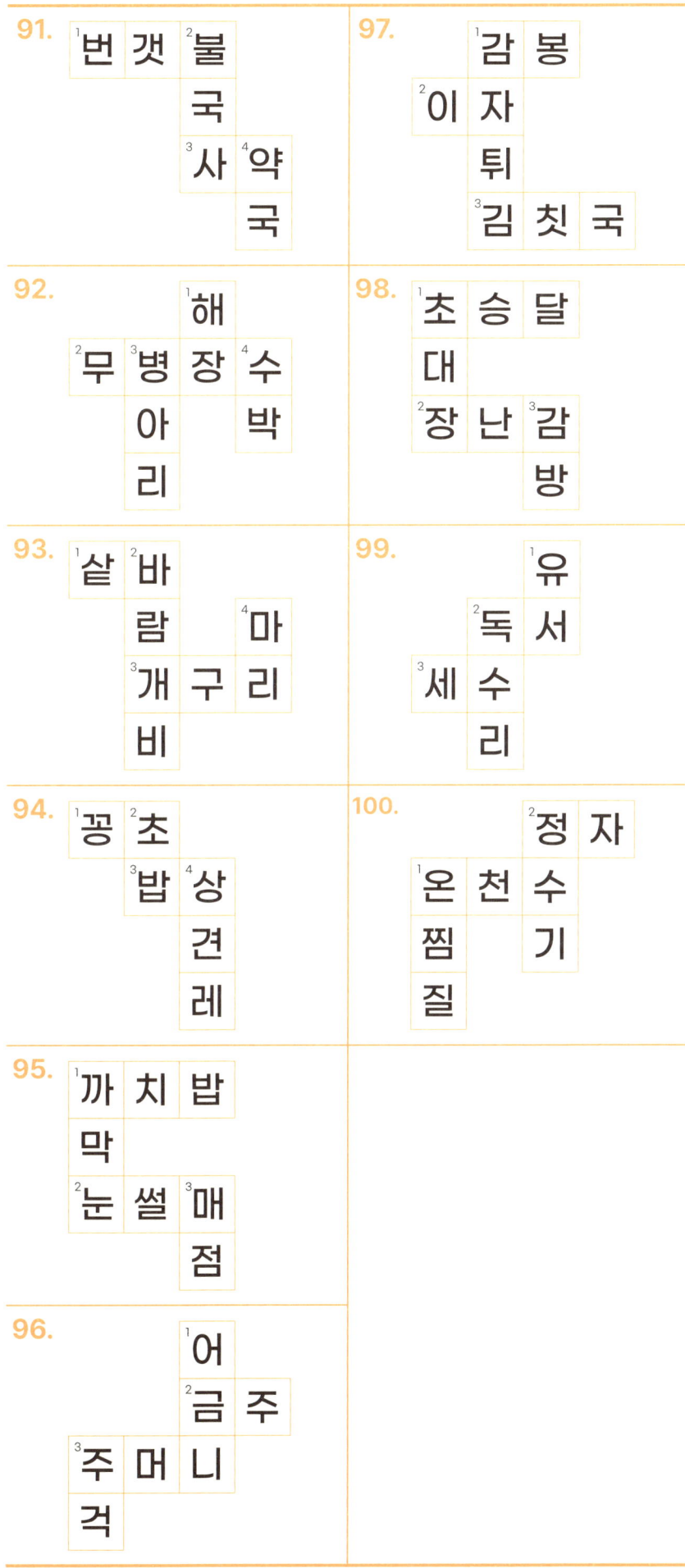

백 세까지 건강한 뇌, 백 문제로 치매 예방
100세 100문 더 짧고 더 쉬운 **가로 세로 낱말 퍼즐**

1판 1쇄 펴냄 2025년 11월 20일

지은이 WG Contents Group

펴낸곳 ㈜북핀
등록   제2021-000086호(2021. 11. 9)
주소   경기도 부천시 조마루로385번길 92
전화   032-240-6110 / 팩스   02-6969-9737

ISBN   979-11-91443-45-5 13710
값   12,000원

이 책은 저작권법에 따라 보호받는 저작물이므로 무단전재와 무단복제를 금합니다.
파본이나 잘못 만들어진 책은 구입하신 서점에서 바꾸어 드립니다.

Copyright ⓒ 2025 by WG Contents Group
All rights reserved. No part of this publication may be reproduced, stored in a retrieval system, or transmitted in any form or by any means, without the prior written permission of the publishers.